Il Manuale per I Primi Soccorsi Di Base

Nota Importante

Le informazioni contenute in questo manuale di pronto soccorso sono destinate esclusivamente a scopo informativo e non sono intese come sostituto di un parere medico professionale, di una diagnosi o di un trattamento. L'autore di questo manuale e l'editore non forniscono alcuna garanzia in merito all'accuratezza o completezza dei contenuti del manuale e declinano specificamente ogni garanzia implicita di commerciabilità o idoneità per uno scopo particolare. L'autore e l'editore non saranno responsabili per alcuna perdita, lesione o danno, inclusi, ma non limitati a, danni diretti, indiretti, speciali o consequenziali, derivanti o in qualsiasi modo connessi all'uso delle informazioni contenute in questo manuale. L'autore e l'editore non assumono alcuna responsabilità per eventuali errori od omissioni o per eventuali danni derivanti dall'uso delle informazioni contenute in questo manuale.

Questo manuale è progettato per educare le persone sulle informazioni di base dei primi soccorsi, ma si consiglia vivamente ai lettori di frequentare un corso accreditato di primo soccorso per acquisire una comprensione più approfondita dei primi soccorsi e delle procedure mediche d'emergenza.

I lettori dovrebbero sempre consultare un operatore sanitario qualificato prima di intraprendere qualsiasi azione basata sulle informazioni contenute in questo manuale.

L'Importanza Di Conoscere I Primi Soccorsi Di Base E la Medicina D'Emergenza

Conoscere i Primi Soccorsi di Base e la Medicina d'Emergenza è cruciale per chiunque, indipendentemente dalla professione o dalla posizione di lavoro. È una competenza essenziale per la vita che può salvare vite e prevenire lesioni che potrebbero diventare più serie.

Nella vita di tutti i giorni, gli incidenti e le emergenze possono accadere inaspettatamente e in qualsiasi momento. Conoscere i Primi Soccorsi di Base e la Medicina d'Emergenza può aiutare gli individui a rispondere rapidamente ed efficacemente a queste situazioni. Ad esempio, se qualcuno sta soffocando, sapere come eseguire la manovra di Heimlich può salvare la sua vita. Allo stesso modo, se qualcuno sta sanguinando, sapere come applicare pressione alla ferita ed elevare l'arto può prevenire una perdita eccessiva di sangue. Sapere come riconoscere i segni di un attacco di cuore o ictus e come eseguire la RCP può aiutare a salvare la vita di qualcuno fino all'arrivo del personale medico professionale.

In una situazione di crisi o di disastro, la conoscenza dei Primi Soccorsi di Base e della Medicina d'Emergenza può essere ancora più vitale. Durante i disastri naturali, come gli uragani, i terremoti e le inondazioni, i servizi medici di emergenza potrebbero non essere immediatamente disponibili. In tali situazioni, conoscere i Primi Soccorsi di Base può aiutare le persone a fornire assistenza medica a se stessi e agli altri fino all'arrivo del soccorso professionale. Sapere come trattare le lesioni causate da detriti caduti o come prevenire l'infezione in un'acqua contaminata può essere cruciale in una situazione di emergenza.

Conoscere i Primi Soccorsi di Base e la Medicina d'Emergenza può anche aiutare a prevenire che le lesioni minori diventino più serie. Ad esempio, se qualcuno si sloga una caviglia, sapere come immobilizzare correttamente l'articolazione e ridurre il gonfiore può prevenire ulteriori danni.

Oltre ai benefici personali, conoscere i Primi Soccorsi di Base e la Medicina d'Emergenza può anche beneficiare la società nel suo insieme. Non vuoi vivere in un mondo in cui tutti sanno come salvarti la vita nel caso tu abbia bisogno di aiuto?

In una comunità o in un ambiente di lavoro, avere individui addestrati nei Primi Soccorsi di Base e nella Medicina d'Emergenza può aiutare a creare un ambiente più sicuro per tutti. In una scuola o in un ambiente di lavoro, avere insegnanti e personale addestrati nei Primi Soccorsi di Base può contribuire a garantire la sicurezza e il benessere di tutti nella scuola o nel luogo di lavoro.

Conoscere i Primi Soccorsi di Base e la Medicina d'Emergenza è una competenza essenziale per la vita che può salvare vite e fornire tranquillità in una situazione di emergenza. È vitale che gli individui si prendano il tempo per imparare i Primi Soccorsi di Base e la Medicina d'Emergenza se vogliamo creare un mondo più sicuro per tutti coloro che lo erediteranno dopo di noi.

La Differenza Tra I Primi Soccorsi E la Medicina D'Emergenza

I Primi Soccorsi sono un insieme di procedure di emergenza che vengono eseguite al fine di fornire assistenza medica immediata a qualcuno che è ferito o ammalato. Si tratta della risposta iniziale a un'infortunio o malattia e ha lo scopo di preservare la vita, prevenire ulteriori lesioni o malattie e promuovere il recupero. I Primi Soccorsi possono includere una vasta gamma di procedure, dalle tecniche di base di supporto vitale (come la RCP) al trattamento di lesioni minori (come tagli e lividi).

La Medicina d'Emergenza, d'altra parte, è un ramo della medicina che si concentra sulla fornitura di cure mediche immediate a individui in situazioni critiche o di emergenza. I medici e gli infermieri di medicina d'urgenza sono addestrati per valutare rapidamente, diagnosticare e curare i pazienti che hanno bisogno di cure mediche urgenti. Spesso sono i primi professionisti medici sul luogo in situazioni di emergenza, come incidenti stradali, disastri naturali e attacchi di cuore. I professionisti della Medicina d'Emergenza sono anche responsabili della stabilizzazione dei pazienti e della loro preparazione al trasporto in un ospedale o in un'altra struttura medica.

Sebbene i Primi Soccorsi e la Medicina d'Emergenza siano correlati, non sono la stessa cosa. I Primi Soccorsi sono la risposta iniziale a un'infortunio o malattia, mentre la Medicina d'Emergenza è la cura specializzata fornita da professionisti medici addestrati. I Primi Soccorsi possono essere eseguiti da chiunque, mentre la Medicina d'Emergenza viene tipicamente eseguita da professionisti medici addestrati come paramedici, infermieri e medici.

In sintesi, i Primi Soccorsi sono la cura immediata e temporanea fornita a qualcuno che è ferito o ammalato prima che arrivi l'aiuto medico professionale. La Medicina d'Emergenza è la cura specializzata fornita da professionisti medici addestrati a individui in situazioni critiche o di emergenza. Entrambi i Primi Soccorsi e la Medicina d'Emergenza sono importanti per preservare la vita, prevenire ulteriori lesioni o malattie e promuovere il recupero.

Primi Soccorsi Di Base

Ci sono molti tipi di Primi Soccorsi di Base, ma alcuni tipi comuni includono:

Rianimazione Cardiopolmonare (RCP): Questo prevede la compressione del petto e la respirazione di soccorso per aiutare a circolare l'ossigeno al cervello e mantenere il battito cardiaco in caso di arresto cardiaco.

Soffocamento: Questo prevede l'esecuzione della manovra di Heimlich per dissodare un oggetto che blocca le vie respiratorie.

Sanguinamento: Questo prevede l'applicazione di pressione alla ferita e l'elevazione del braccio o della gamba per fermare la perdita di sangue.

Bruciature: Questo prevede il raffreddamento della bruciatura con acqua, la copertura con una medicazione sterile e l'elevazione del braccio o della gamba interessata in caso di bruciatura di un arto.

Fratture: Questo prevede l'immobilizzazione del braccio o della gamba interessata con una stecca o una fasciatura per prevenire ulteriori lesioni.

Lesioni alla testa: Questo prevede di mantenere la persona immobile, monitorare le sue condizioni e i suoi segni vitali e cercare assistenza medica se necessario.

Shock: Questo prevede l'elevazione dei piedi della persona, mantenerla al caldo e cercare assistenza medica se necessario.

Distorsioni e slogature: Questo prevede riposo, ghiaccio, compressione ed elevazione del braccio o della gamba interessata.

Intossicazioni: Questo prevede l'identificazione della fonte del veleno, la chiamata di assistenza medica e la fornitura di cure di supporto fino all'arrivo dell'aiuto professionale.

Colpo di calore: Questo prevede di spostare la persona in un luogo fresco, rimuovere eventuali indumenti inutili, fornire loro acqua o bevande sportive e cercare assistenza medica se necessario.

Ipotermia: Questo prevede di spostare la persona in un luogo caldo, rimuovere eventuali indumenti bagnati, fornire loro bevande calde e cercare assistenza medica se necessario.

Convulsioni: Questo prevede di tenere la persona al sicuro rimuovendo eventuali oggetti vicini, proteggendo la testa e registrando la durata della convulsione.

Punture e morsi d'insetto: Il trattamento per le punture e i morsi d'insetto dipende dal tipo di insetto, dalla gravità della puntura o del morso e dalla reazione individuale della persona.

Anafilassi: L'anafilassi è una reazione allergica grave e potenzialmente mortale caratterizzata da sintomi come difficoltà respiratorie, orticaria, gonfiore del viso, delle labbra o della gola e, in alcuni casi, una brusca diminuzione della pressione sanguigna e perdita di conoscenza.

Emergenza diabetica: Un'emergenza diabetica è una condizione potenzialmente letale causata da livelli di zucchero nel sangue troppo alti o troppo bassi e caratterizzata da sintomi come confusione, perdita di coscienza, convulsioni e difficoltà respiratorie.

15

La Rianimazione Cardiopolmonare (RCP)

La Rianimazione Cardiopolmonare (RCP) è una procedura salvavita che può essere eseguita da chiunque. Viene utilizzata per ripristinare il flusso sanguigno e la respirazione in una persona il cui cuore ha smesso di battere (arresto cardiaco). Lo scopo della RCP è di mantenere il flusso di sangue ossigenato verso il cervello e gli altri organi vitali fino all'arrivo dell'aiuto medico professionale.

Ecco i passaggi per eseguire la RCP:

Verifica la mancanza di reattività: Verifica se la persona risponde toccando la sua spalla e parlandole ad alta voce. Se non risponde, potrebbe essere in arresto cardiaco.

Chiama i servizi di emergenza: Chiama il 911 o il numero di emergenza locale immediatamente. Se qualcun altro è presente, chiedi loro di chiamare aiuto mentre inizi la RCP.

Verifica la respirazione: Guarda, ascolta e senti la respirazione posizionando l'orecchio vicino al naso e alla bocca della persona e osservando il petto per vedere se si alza e si abbassa. Se la persona non sta respirando, inizia la RCP.

Inizia le compressioni toraciche: Posizionati con le mani sul petto della persona. Metti il tallone di una mano al centro del petto della persona e il tallone dell'altra mano sopra la prima. Incrocia le dita e mantieni i gomiti dritti. Premi sul petto con il peso del tuo corpo per comprimerlo di circa 5 cm. Rilascia la pressione e lascia che il petto ritorni alla sua posizione normale. Ripeti queste compressioni a una velocità di circa 100-120 compressioni al minuto.

Fornisci la respirazione di soccorso: Dopo 30 compressioni, apri le vie respiratorie della persona inclinando la testa all'indietro e sollevando il mento. Chiudi il naso della persona e inspira profondamente. Sigilla le tue labbra intorno alla loro bocca e soffia nei loro polmoni finché non vedi il petto alzarsi. Dai due respiri, poi continua con altre 30 compressioni.

Continua la RCP: Continua a eseguire le compressioni toraciche e la respirazione di soccorso in cicli di 30 compressioni e 2 respiri fino all'arrivo dell'aiuto professionale o finché la persona non inizia a respirare autonomamente.

È importante notare che eseguire la RCP può essere stancante e, se la stai eseguendo da sola, è importante prendere delle pause o alternarsi con un'altra persona se possibile. Inoltre, se non sei addestrato alla RCP, è importante sapere che le sole compressioni toraciche possono comunque aiutare a salvare una vita ed è meglio eseguirle piuttosto che non fare nulla.

La RCP può fare la differenza tra la vita e la morte in una situazione di arresto cardiaco ed è importante che tutti sappiano come eseguirla. È anche importante notare che le linee guida per la RCP cambiano nel tempo ed è utile aggiornare le proprie conoscenze e competenze frequentando regolarmente un corso di RCP.

Soffocamento

Il soffocamento si verifica quando un oggetto si incastra nelle vie respiratorie, impedendo all'aria di fluire nei polmoni. Si tratta di un'emergenza medica grave che richiede un'attenzione immediata. Ecco i passaggi per eseguire i primi soccorsi a una persona che sta soffocando:

Determina se la persona sta soffocando: cerca il segnale universale del soffocamento, che è la persona che tiene la gola con una o entrambe le mani e emette suoni di tosse o di soffocamento.

Incoraggia la persona a tossire: se la persona è in grado di tossire, incoraggiala a continuare a farlo. La tosse può aiutare a dislodare l'oggetto dalle vie respiratorie.

Esegui la manovra di Heimlich: se la persona non è in grado di tossire o parlare, o se la tosse diventa inefficace, devi eseguire la manovra di Heimlich. Per eseguire la manovra di Heimlich:

- ***Stai*** dietro la persona e abbracciala intorno alla vita.
- ***Fai*** un pugno con una mano e posizionala sopra l'ombelico della persona.
- ***Prendi*** il pugno con l'altra mano.
- ***Premi*** il pugno nell'addome della persona con un rapido movimento verso l'alto.
- ***Ripeti*** le spinte finché l'oggetto non viene espulso o la persona ricomincia a respirare.

Controlla le vie respiratorie: Dopo che l'oggetto è stato espulso, controlla le vie respiratorie della persona per assicurarti che siano libere. Se la persona continua a non respirare, inizia la RCP.

Cerca assistenza medica: Anche se la persona ricomincia a respirare, è importante cercare assistenza medica. L'oggetto potrebbe aver causato danni alle vie respiratorie e la persona potrebbe aver bisogno di ulteriore trattamento medico.

È importante sottolineare che è meglio eseguire la manovra di Heimlich che non fare nulla se la persona sta soffocando e non è in grado di tossire o parlare, anche se non si è sicuri che sia necessaria la manovra di Heimlich. Inoltre, se si è soli e si sta soffocando, è possibile eseguire la manovra di Heimlich su se stessi usando un oggetto solido come una sedia o un piano di lavoro per premere contro l'addome.

Sapere come eseguire la manovra di Heimlich può fare la differenza tra vita e morte in caso di emergenza da soffocamento, ed è importante che tutti sappiano come eseguirla. È anche importante notare che le linee guida per il soffocamento cambiano nel tempo, ed è bene rinfrescare le proprie conoscenze e abilità frequentando regolarmente un corso di primo soccorso.

Sanguinamento

Il sanguinamento si verifica quando un vaso sanguigno viene danneggiato, causando la fuoriuscita di sangue dal corpo. Può essere causato da una varietà di fattori, tra cui tagli, abrasioni, ferite da punta e fratture. Se non trattato correttamente, il sanguinamento può portare a gravi complicazioni come lo shock e il fallimento degli organi. Ecco i passaggi per prestare il primo soccorso a una persona che sanguina:

Valutare la situazione: Assicurarsi che tu e la persona siate al sicuro. Se la persona si trova in una situazione pericolosa, cerca di spostarla in un luogo sicuro.

Identificare la fonte del sanguinamento: Cercare la fonte del sanguinamento, come un taglio o una ferita da punta.

Applicare una pressione diretta: Applicare una pressione diretta sulla ferita con un panno pulito, un tessuto o una garza. Usa la tua mano per premere sulla ferita in modo deciso per aiutare a fermare il sanguinamento.

Elevare l'arto: Se la ferita si trova su un braccio o una gamba, elevare l'arto sopra il livello del cuore della persona per aiutare a ridurre il flusso di sangue verso la ferita.

Applicare una fasciatura compressiva: Una volta che il sanguinamento si è fermato o rallentato, applicare una fasciatura compressiva.

Applicare un laccio emostatico: Se il sanguinamento è grave e la pressione diretta e l'elevazione non riescono a fermare il sanguinamento, è possibile utilizzare un laccio emostatico. Un laccio emostatico è un dispositivo che viene utilizzato per interrompere il flusso di sangue attraverso un'arteria. Un laccio emostatico dovrebbe essere usato solo come ultima risorsa, poiché può causare danni all'arto se lasciato troppo a lungo.

Monitorare i segni vitali della persona: Durante la somministrazione dei primi soccorsi, continuare a monitorare i segni vitali della persona, come il polso, la respirazione e il livello di coscienza.

Cercare assistenza medica: Anche se il sanguinamento si è fermato o rallentato, è importante cercare assistenza medica. La ferita potrebbe richiedere ulteriori cure per prevenire le infezioni e favorire la guarigione.

È importante notare che se il sanguinamento è causato da una ferita da punta, è importante non rimuovere l'oggetto che ha causato la ferita, se è ancora in posizione. Farlo può causare ulteriore sanguinamento e danni. Invece, applicare una pressione intorno all'oggetto.

Il sanguinamento può essere una grave emergenza e un pronto primo soccorso è essenziale per prevenire un'eccessiva perdita di sangue e per preservare la vita.

Bruciature

Le ustioni sono un'infortunio comune che può essere causato da calore, sostanze chimiche, elettricità o radiazioni. Possono variare da lievi a gravi e la gravità della bruciatura determinerà il trattamento appropriato di primo soccorso. Ecco i passaggi per eseguire il primo soccorso per qualcuno che ha subito una bruciatura:

Valuta la situazione: Assicurati che tu e la persona siate al sicuro. Se la persona si trova in una situazione pericolosa, cerca di spostarla in un luogo sicuro.

Identifica il tipo di ustione: Le ustioni possono essere classificate come di primo grado, di secondo grado o di terzo grado.

- **Le ustioni di primo grado** si caratterizzano per arrossamento, leggero dolore e nessuna vescica. Solitamente sono di lieve entità e possono essere trattate a casa.

- **Le ustioni di secondo grado** si caratterizzano per arrossamento, dolore e vesciche. Sono più profonde delle ustioni di primo grado e richiedono attenzione medica.

- **Le ustioni di terzo grado** si caratterizzano per la pelle bianca o annerita, nessun dolore e nessuna sensazione. Sono il tipo di ustione più grave e richiedono immediata attenzione medica.

Fermare la bruciatura: Se i vestiti della persona sono in fiamme, fai in modo che si fermi, cada e rotoli per spegnere le fiamme. Se la bruciatura è causata da liquidi caldi o vapore, allontana la persona dalla fonte del calore.

Raffreddare la bruciatura: Raffredda la bruciatura facendo scorrere acqua fredda sopra per almeno 20 minuti. Questo aiuta a ridurre il dolore e l'infiammazione, e prevenire ulteriori danni ai tessuti.

Coprire la bruciatura: Una volta raffreddata, copri la bruciatura con una medicazione sterile e non adesiva.

Monitorare i segni vitali della persona: Continua a monitorare i segni vitali della persona, come il polso, la respirazione e il livello di coscienza.

Cerca assistenza medica: Se la bruciatura è grave, o copre una grande area del corpo, o si trova sul viso, sulle mani, sui piedi o sui genitali, cerca immediatamente assistenza medica.

È importante notare che non si dovrebbe mai utilizzare ghiaccio, burro o pomate per raffreddare una bruciatura, poiché possono causare ulteriori danni alla pelle. Inoltre, evitare di rompere eventuali vesciche che si formano sulla bruciatura, poiché aiutano a proteggere la ferita dall'infezione. Le bruciature possono essere un infortunio serio, e un pronto intervento di primo soccorso è essenziale per prevenire l'infezione e promuovere la guarigione.

Fratture

Una frattura ossea è una rottura o una crepa in un osso. Può verificarsi a seguito di una caduta, di un colpo all'osso o di un sovraccarico. Il trattamento di pronto soccorso appropriato per una frattura ossea dipenderà dalla posizione e dalla gravità della frattura. Ecco i passi da seguire per prestare i primi soccorsi a una persona che ha subito una frattura ossea:

Valuta la situazione: Accertati che tu e la persona siate al sicuro. Se la persona si trova in una situazione pericolosa, cerca di spostarla in un luogo sicuro.

Identifica la posizione della frattura: Cerca segni di frattura come deformità, gonfiore o dolore nella zona dell'infortunio.

Immobilizza la frattura: Immobilizza la frattura mediante un tutore o una fasciatura per mantenere l'osso in posizione. Puoi utilizzare qualsiasi cosa che sia rigida e dritta, come un bastone, una rivista arrotolata o un pezzo di cartone.

Applica il ghiaccio: Applica del ghiaccio sulla zona per ridurre gonfiore e dolore. Avvolgi il ghiaccio in un asciugamano o una garza e posizionalo sulla zona per 15-20 minuti alla volta.

Monitora i segni vitali: Continua a monitorare i segni vitali della persona, come il polso, la respirazione e il livello di coscienza.

Rivolgersi a un medico: Anche se la frattura sembra essere lieve, è importante rivolgersi a un medico. Un professionista sanitario può esaminare adeguatamente la frattura e fornire il trattamento appropriato.

È importante notare che se l'osso sporge attraverso la pelle, o se l'arto appare deformato, o se la persona sta avendo intorpidimento o formicolio, non tentare di muovere l'arto o riallineare l'osso. Invece, mantenere la persona immobile e immobilizzare l'arto il meglio possibile.

Una frattura ossea può essere un grave infortunio, e il pronto soccorso è essenziale per prevenire ulteriori lesioni, ridurre il dolore e promuovere la guarigione.

Lesioni Alla Testa

Un trauma cranico è un'lesione alla testa o al cervello che può verificarsi a seguito di una caduta, di un colpo alla testa o di un incidente automobilistico. Il trattamento di pronto soccorso appropriato per un trauma cranico dipenderà dalla gravità dell'lesione. Ecco i passi per eseguire il primo soccorso per qualcuno che ha subito un trauma cranico:

Valutare la situazione: Assicurarsi che tu e la persona siate al sicuro. Se la persona si trova in una situazione pericolosa, cercare di spostarla in un luogo sicuro.

Verificare la coscienza: Toccare la spalla della persona e parlargli a voce alta.

Se la persona non risponde, potrebbe essere incosciente.

Chiamare i servizi di emergenza: Chiamare subito il numero di emergenza locale (come il 118 o il 112). Se qualcun altro è presente, farli chiamare aiuto mentre inizi il primo soccorso.

Tenere la persona immobile: Tenere la persona ferma e non spostarla a meno che non sia assolutamente necessario. Spostare una persona con un trauma cranico può causare ulteriori danni.

Controllare la respirazione: Guardare, ascoltare e sentire la respirazione posizionando l'orecchio vicino al naso e alla bocca della persona e guardando il petto per vedere se si alza e si abbassa. Se la persona non respira, iniziare la RCP.

Monitorare i segni vitali: Continuare a monitorare i segni vitali della persona,

come il polso, la respirazione e il livello di coscienza.

Cercare assistenza medica: Anche se la persona sembra star bene, è importante cercare assistenza medica. Un professionista sanitario può esaminare correttamente la persona e fornire il trattamento adeguato.

È importante notare che una persona con una lesione alla testa potrebbe non mostrare sintomi immediatamente, e alcuni sintomi potrebbero apparire ore o giorni dopo l'infortunio. Pertanto, è importante tenere d'occhio la persona e cercare assistenza medica se compaiono sintomi come mal di testa, nausea, confusione o perdita di coscienza.

Una lesione alla testa può essere una lesione grave, e un pronto intervento è essenziale per prevenire ulteriori danni al cervello, ridurre il dolore e promuovere la guarigione. È importante per chiunque possa trovarsi in una situazione in cui potrebbe verificarsi una lesione alla testa, come gli sport o qualsiasi attività fisica, sapere come eseguire i primi soccorsi di base per le lesioni alla testa e aggiornare regolarmente le proprie conoscenze e abilità tramite un corso di primo soccorso.

Shock

Lo shock è un'emergenza medica che si verifica quando il corpo non riceve abbastanza flusso di sangue. Questo può accadere per una varietà di motivi come lesioni, sanguinamento, infezioni o gravi reazioni allergiche. La persona potrebbe apparire pallida, avere la pelle fredda e appiccicosa, battito cardiaco rapido, pressione sanguigna bassa, confusione e difficoltà respiratorie. Ecco i passaggi per eseguire i primi soccorsi per qualcuno che sta soffrendo di shock:

Valutare la situazione: Assicurarsi che la persona e voi stessi siate al sicuro. Se la persona si trova in una situazione pericolosa, cercare di spostarla in un luogo sicuro.

Chiamare i servizi di emergenza:
Chiamare immediatamente il 118 o il numero di emergenza locale. Se qualcun altro è presente, chiedere loro di chiamare aiuto mentre si inizia la somministrazione dei primi soccorsi.

Mantenere la persona immobile:
Mantenere la persona ferma e non spostarla a meno che non sia assolutamente necessario. Spostare una persona in stato di shock può causare ulteriori danni.

Sollevare le gambe della persona: Se la persona è sdraiata, sollevare le gambe di circa 12 pollici per migliorare il flusso sanguigno al cervello.

Tenere la persona al caldo: Coprire la persona con una coperta o altro indumento caldo.

Monitorare i segni vitali: Continuare a monitorare i segni vitali della persona come il polso, la respirazione e il livello di coscienza.

Cercare assistenza medica: Anche se la persona sembra stare bene, è importante cercare assistenza medica. Un professionista sanitario può esaminare correttamente la persona e fornire il trattamento adeguato.

È importante notare che la persona in stato di shock dovrebbe essere trasportata in ospedale il prima possibile per ulteriori trattamenti. Mentre si attende l'arrivo dei soccorsi, è importante mantenere la persona ferma, mantenerla al caldo e monitorare i loro segni vitali. Inoltre, se la persona è cosciente, è importante fornirgli rassicurazione e supporto.

Lo shock può essere causato da una varietà di condizioni sottostanti, quindi è importante per i servizi di emergenza determinare la causa e fornire il trattamento appropriato. È anche importante sapere che lo shock può essere pericoloso per la vita se non trattato tempestivamente, e le misure di primo soccorso menzionate sopra sono solo misure temporanee fino all'arrivo del personale medico professionale.

Distorsioni E Slogature

Una distorsione si verifica quando i legamenti che connettono le ossa vengono allungati o strappati, mentre uno stiramento è un infortunio a un muscolo o a un tendine. Le distorsioni e gli stiramenti possono verificarsi a seguito di una caduta, una torsione o un uso eccessivo. Il trattamento di pronto soccorso appropriato per una distorsione o uno stiramento dipenderà dalla gravità dell'infortunio. Ecco i passi da seguire per eseguire il primo soccorso a chi ha subito una distorsione o uno stiramento:

Valuta la situazione: Assicurati che tu e la persona siate al sicuro. Se la persona si trova in una situazione pericolosa, cerca di spostarla in un luogo sicuro.

Identifica la posizione dell'infortunio: Cerca segni di una distorsione o di uno stiramento come dolore, gonfiore o lividi.

Riposa la zona interessata: Riposa la zona interessata e evita qualsiasi attività che causi dolore.

Applica il ghiaccio sulla zona: Applica del ghiaccio sulla zona per ridurre il gonfiore e il dolore. Avvolgi il ghiaccio in un asciugamano o una garza e posizionalo sulla zona per 15-20 minuti alla volta.

Comprimi la zona: Utilizza una fasciatura o una fasciatura elastica per comprimere la zona e aiutare a ridurre il gonfiore.

Eleva la zona: Se l'infortunio è ad un arto, eleva l'arto sopra il livello del cuore per aiutare a ridurre il flusso di sangue alla zona.

Monitora i segni vitali: Continua a monitorare i segni vitali della persona come il polso, la respirazione e il livello di coscienza.

Cerca assistenza medica: Anche se l'infortunio sembra essere lieve, è importante cercare assistenza medica. Un professionista sanitario può esaminare adeguatamente l'infortunio e fornire il trattamento appropriato.

È importante notare che mentre si attende l'assistenza medica, è importante evitare qualsiasi attività che causi dolore e mantenere l'area interessata immobile. Inoltre, se il dolore, il gonfiore o le contusioni sono gravi o se la persona non è in grado di muovere l'area interessata, è consigliabile cercare immediatamente assistenza medica. Uno stiramento o una distorsione possono essere un'esperienza dolorosa e il pronto soccorso tempestivo è essenziale per prevenire ulteriori danni, ridurre il dolore e promuovere la guarigione.

Intossicazioni

L'avvelenamento si verifica quando una persona ingerisce, inala o entra in contatto con una sostanza dannosa per il loro corpo. Il trattamento appropriato di primo soccorso per l'avvelenamento dipenderà dal tipo di veleno e dalla gravità dell'avvelenamento. Ecco i passi da seguire per il primo soccorso per qualcuno che ha subito un avvelenamento:

Valuta la situazione: Assicurati che tu e la persona siate al sicuro. Se la persona si trova in una situazione pericolosa, cerca di spostarla in un luogo sicuro.

Chiama i servizi medici di emergenza: Chiama immediatamente il numero di emergenza locale o il 118. Se c'è qualcun altro presente, fallo chiamare aiuto mentre inizi il primo soccorso.

Identifica il veleno: Se possibile, cerca di identificare il veleno guardando l'imballaggio o chiedendo alla persona.

Mantieni la persona ferma: Mantieni la persona ferma e non la spostare a meno che non sia assolutamente necessario. Spostare una persona in stato di shock può causare ulteriori danni.

Rimuovi il veleno: Se il veleno è sulla pelle o negli occhi, rimuovi eventuali indumenti contaminati e risciacqua la pelle o gli occhi con acqua per almeno 20 minuti. Se la persona ha ingerito il veleno, non indurre il vomito a meno che non sia stato indicato da un professionista sanitario.

Monitora i segni vitali: Continua a monitorare i segni vitali della persona

come il polso, la respirazione e il livello di coscienza.

Cerca assistenza medica: Anche se la persona sembra stare bene, è importante cercare assistenza medica. Un professionista sanitario può esaminare correttamente la persona e fornire il trattamento appropriato.

È importante notare che se la persona è incosciente, non respira o sta avendo convulsioni, bisogna fornire la RCP se sei addestrato. Inoltre, è importante portare il contenitore del veleno o un campione del veleno, se possibile, al pronto soccorso per l'identificazione e il trattamento adeguato.

Colpo Di Calore

La colpo di calore si verifica quando il corpo non è in grado di regolare la propria temperatura a causa di una prolungata esposizione ad alte temperature. Può essere una condizione potenzialmente letale, e un pronto intervento di primo soccorso è essenziale per prevenire ulteriori danni al corpo. Ecco i passaggi per eseguire il primo soccorso per qualcuno che sta soffrendo di colpo di calore:

Valutare la situazione: Assicurarsi che tu e la persona siate al sicuro. Se la persona si trova in una situazione pericolosa, cercare di spostarla in un luogo sicuro.

Chiamare i servizi medici di emergenza: Chiamare il numero di emergenza locale o il 112 immediatamente. Se qualcun altro è presente, fargli chiamare il soccorso mentre si inizia il primo soccorso.

Spostare la persona in un luogo fresco: Spostare la persona in un luogo ombreggiato o climatizzato o metterla di fronte a un ventilatore.

Rimuovere gli indumenti in eccesso: Rimuovere eventuali indumenti in eccesso per aiutare a raffreddare il corpo della persona.

Applicare acqua fresca: Applicare acqua fresca sulla pelle della persona, ad esempio con un panno umido o spruzzando con una bottiglia d'acqua.

Monitorare i segni vitali: Continuare a monitorare i segni vitali della persona

come il polso, la respirazione e il livello di coscienza.

Cercare assistenza medica: Anche se la persona sembra stare bene, è importante cercare assistenza medica. Un professionista sanitario può esaminare correttamente la persona e fornire il trattamento appropriato.

È importante notare che se la persona è incosciente, non respira o ha convulsioni, fornire la RCP se si è addestrati. Inoltre, se la temperatura della persona sale oltre i 40 gradi Celsius, è importante cercare immediatamente assistenza medica.

Il colpo di calore può essere una condizione grave e può essere causato da vari fattori come alte temperature, disidratazione e alcuni farmaci. I sintomi del colpo di calore includono alta temperatura corporea, pelle calda e secca, vertigini, nausea, confusione e incoscienza. È importante che tutti sappiano riconoscere i segni del colpo di calore e sappiano eseguire i primi soccorsi di base per prevenire ulteriori danni al corpo.

L'esaurimento da calore è una condizione che si verifica quando il corpo non è in grado di regolare la sua temperatura a causa dell'esposizione prolungata a temperature elevate. È caratterizzato da sintomi come sudorazione abbondante, debolezza, vertigini, nausea, mal di testa e crampi muscolari. È una forma meno grave di malattia correlata al calore rispetto al colpo di calore, ma richiede comunque un trattamento tempestivo. Seguire i primi soccorsi per qualcuno che soffre di esaurimento da calore come sopra menzionato e, in entrambe le situazioni, fornire liquidi. Offrire alla persona liquidi come acqua o una bevanda sostitutiva degli elettroliti, per aiutare a idratare e sostituire eventuali liquidi persi attraverso il sudore.

Ipotermia

L'ipotermia è una condizione che si verifica quando la temperatura del corpo scende al di sotto della norma, spesso causata da una prolungata esposizione a temperature fredde. Può essere una condizione potenzialmente mortale, e il pronto soccorso è essenziale per prevenire ulteriori danni al corpo. Ecco i passaggi per prestare il primo soccorso a qualcuno che soffre di ipotermia:

Valutare la situazione: Accertarsi che sia la persona che voi siete al sicuro. Se la persona si trova in una situazione pericolosa, cercare di spostarla in un luogo sicuro.

Chiamare i servizi medici di emergenza: Chiamare immediatamente il numero di emergenza locale (ad esempio 118 in Italia). Se qualcun altro è presente, farli chiamare aiuto mentre si inizia il primo soccorso.

Spostare la persona in un luogo caldo: Portare la persona in un luogo caldo e asciutto, come una stanza calda o un veicolo riscaldato.

Rimuovere eventuali indumenti bagnati: Rimuovere eventuali indumenti bagnati e sostituirli con abiti caldi e asciutti o una coperta.

Fornire calore: Usare una coperta o altra copertura calda per mantenere la persona al caldo. È possibile utilizzare anche una bottiglia d'acqua calda o una borsa dell'acqua calda, posizionata sul petto, collo o area inguinale, per aiutare ad aumentare la temperatura corporea della persona.

Fornire liquidi: Offrire alla persona liquidi caldi come acqua o brodo, se è cosciente e in grado di deglutire.

Monitorare i segni vitali: Continuare a monitorare i segni vitali della persona, come il polso, la respirazione e il livello di coscienza.

Cercare assistenza medica: Anche se la persona sembra stare bene, è importante cercare assistenza medica. Un professionista sanitario può esaminare correttamente la persona e fornire il trattamento appropriato.

È importante notare che se la persona è incosciente, non respira o ha convulsioni, è necessario fornire la RCP se sei addestrato. Inoltre, se la temperatura della persona è inferiore a 95 gradi Fahrenheit (35 gradi Celsius), è importante cercare immediatamente assistenza medica.

L'ipotermia può essere causata da vari fattori come temperature fredde, abiti bagnati e alcune condizioni mediche. È importante che tutti sappiano riconoscere i segni di ipotermia e fornire i primi soccorsi di base per prevenire ulteriori danni al corpo.

Convulsioni

Una convulsione è una perturbazione elettrica improvvisa e incontrollata nel cervello che può causare una varietà di sintomi come convulsioni, contrazioni muscolari, perdita di conoscenza e cambiamenti nel comportamento. Le convulsioni possono essere causate da una varietà di fattori come l'epilessia, traumi cranici, ictus, febbre o alcune condizioni mediche. Il trattamento adeguato dei primi soccorsi per una convulsione dipenderà dalla causa della convulsione e dalla gravità dei sintomi. Ecco i passi da seguire per prestare i primi soccorsi a qualcuno che sta soffrendo di una convulsione:

Valuta la situazione: Assicurati che tu e la persona siate al sicuro. Se la persona si trova in una situazione pericolosa, cerca di spostarla in un luogo sicuro.

Libera la zona intorno alla persona: Libera la zona intorno alla persona da oggetti appuntiti o duri, per prevenire lesioni.

Non trattenere la persona: Non cercare di trattenere la persona durante una crisi convulsiva, poiché ciò può causare lesioni.

Proteggi la testa della persona: Usa un cuscino o un indumento per proteggere la testa della persona da eventuali lesioni.

Misura la durata della crisi: Cronometra la crisi, poiché le crisi epilettiche di solito durano alcuni minuti.

Monitora i segni vitali: Continua a monitorare i segni vitali della persona,

come il polso, la respirazione e il livello di coscienza.

Cerca assistenza medica: Anche se la crisi sembra essere lieve, è importante cercare assistenza medica. Un professionista sanitario può esaminare correttamente la persona e fornire il trattamento appropriato.

È importante notare che se la persona è incosciente, non respira o ha crisi che durano più di 5 minuti, chiamare immediatamente i servizi di emergenza. Inoltre, se la persona è incline alle crisi epilettiche, è importante informare i servizi di emergenza e verificare se la persona ha una carta d'identità medica o un piano d'azione per le crisi.

Punture E Morsi D'Insetto

Le punture di insetti possono causare una varietà di sintomi come dolore, prurito, gonfiore e arrossamento. Possono anche causare reazioni più gravi come una reazione allergica. Il trattamento di pronto soccorso appropriato per le punture di insetti dipenderà dalla gravità dei sintomi. Ecco i passaggi per eseguire il pronto soccorso per chi è affetto da punture di insetti:

Rimuovere il pungiglione: Se l'insetto ha lasciato il pungiglione, rimuoverlo il prima possibile. Ciò può aiutare a ridurre la quantità di veleno che entra nella pelle.

Pulire la zona: Pulire la zona del morso o della puntura con acqua e sapone.

Applicare un impacco freddo: Applicare un impacco freddo (come una borsa di ghiaccio o un pacchetto freddo) sulla zona può aiutare a ridurre il dolore e il gonfiore.

Usare farmaci da banco: I farmaci da banco come ibuprofene o paracetamolo possono aiutare a ridurre il dolore e l'infiammazione.

Applicare una crema o una lozione: Alcune creme e lozioni possono essere applicate sulla zona per aiutare a ridurre il prurito e l'infiammazione.

Fare attenzione ai segni di una reazione allergica: Se la persona presenta sintomi gravi come difficoltà respiratorie, orticaria o gonfiore del viso o della gola, deve cercare immediatamente assistenza medica.

Osservare il morso o la puntura:
Osservare il morso o la puntura per le successive 24-48 ore per assicurarsi che non si infetti o non causi altri sintomi.

È importante notare che alcune persone possono avere una grave reazione allergica alle punture di insetti, chiamata anafilassi, e dovrebbero portare con sé un autoiniettore di epinefrina (EpiPen) e sapere come usarlo in caso di emergenza.

Anafilassi

L'anafilassi è una reazione allergica grave e potenzialmente letale. Se qualcuno assiste a una persona che sta soffrendo di anafilassi, deve agire immediatamente per fornire il primo soccorso e chiamare l'assistenza medica di emergenza. Ecco i passaggi per fornire il primo soccorso a qualcuno che sta soffrendo di anafilassi:

Chiamare i servizi medici di emergenza: Comporre immediatamente il numero di emergenza 112 o del servizio medico di emergenza locale. Se qualcun altro è presente, fagli chiamare il soccorso mentre si inizia il primo soccorso.

Somministrare l'epinefrina: Se la persona ha con sé l'EpiPen, o un'altra forma di epinefrina iniettabile, aiutarla ad usarlo il prima possibile. L'epinefrina è il trattamento di prima linea per l'anafilassi e può aiutare a ridurre la gravità della reazione.

Aiutare la persona a sedersi o sdraiarsi: Aiutare la persona a sedersi o sdraiarsi in una posizione confortevole, con le gambe sollevate se possibile. Questo può aiutare a migliorare il flusso sanguigno e ridurre il rischio di shock.

Allentare eventuali abiti stretti: Aiutare la persona a allentare eventuali abiti stretti, come una cintura o un colletto, per aiutarla a respirare più facilmente.

Monitorare i segni vitali: Continuare a monitorare i segni vitali della persona, come il polso, la respirazione e il livello di coscienza.

Restare con la persona: Rimanere con la persona fino all'arrivo dei servizi medici di emergenza. Mantenere la calma e rassicurarla che l'aiuto è in arrivo.

Richiedere ulteriore assistenza medica: Anche se la persona sembra stare bene, è importante cercare assistenza medica dopo un episodio anafilattico. Un professionista sanitario può esaminare correttamente la persona e fornire il trattamento appropriato.

È importante notare che se la persona è incosciente, non respira o ha convulsioni, fornire la RCP se si è addestrati. Inoltre, l'anafilassi può essere causata da vari allergeni come cibi, medicinali, punture di insetti e alcune condizioni mediche. I sintomi dell'anafilassi includono difficoltà respiratorie, orticaria, gonfiore del viso, delle labbra o della gola e in alcuni casi può causare una brusca caduta della pressione sanguigna e perdita di coscienza.

Emergenza Diabetica

Un'emergenza diabetica può essere causata da una varietà di fattori come livelli di zucchero nel sangue troppo alti o bassi e può essere una condizione potenzialmente letale. Se qualcuno assiste a un'emergenza diabetica, dovrebbe intervenire immediatamente per fornire i primi soccorsi e chiamare l'assistenza medica di emergenza. Ecco i passaggi per fornire i primi soccorsi a qualcuno che sta soffrendo di un'emergenza diabetica:

Chiamare i servizi medici di emergenza: Chiamare immediatamente il 112 o il numero di emergenza locale. Se qualcun altro è presente, chiedere loro di chiamare mentre si inizia a prestare i primi soccorsi.

Identificare il tipo di emergenza: Se la persona è cosciente, chiedere loro dei sintomi e cercare di identificare se l'emergenza è causata da un alto livello di zucchero nel sangue (iperglicemia) o da un basso livello di zucchero nel sangue (ipoglicemia).

Trattare l'ipoglicemia: Se la persona soffre di ipoglicemia (basso livello di zucchero nel sangue), fornire loro una fonte di zucchero ad azione rapida come compresse di glucosio, succo di frutta o soda normale. Se la persona è incosciente, non dar loro nulla da mangiare o bere.

Trattare l'iperglicemia: Se la persona soffre di iperglicemia (alto livello di zucchero nel sangue), fornire loro insulina come prescritto dal loro medico e aiutarli a monitorare i loro livelli di zucchero nel sangue.

__Monitorare i segni vitali:__ Continuare a monitorare i segni vitali della persona, come il polso, la respirazione e il livello di coscienza.

__Rimanere con la persona:__ Rimanere con la persona fino all'arrivo dei servizi medici di emergenza. Mantenerli calmi e assicurare che l'aiuto è in arrivo.

__Seguire con attenzione le cure mediche:__ Anche se la persona sembra stare bene, è importante cercare assistenza medica dopo un'emergenza diabetica. Un professionista sanitario può esaminare correttamente la persona e fornire il trattamento appropriato.

È importante notare che se la persona è incosciente, non respira o sta avendo convulsioni, fornire la RCP se sei addestrato. Inoltre, se la persona ha un'identificazione medica o un piano d'azione per il diabete, informare i servizi di emergenza.

Malattie Comuni

Il raffreddore, l'influenza e la febbre sono malattie comuni che possono causare una varietà di sintomi come naso che cola, tosse, mal di gola, febbre e affaticamento. Il trattamento di primo soccorso appropriato per queste malattie dipenderà dalla gravità dei sintomi. Ecco i passaggi per eseguire il primo soccorso per qualcuno che soffre di raffreddore, influenza o febbre:

Incentivare il riposo: Aiutare la persona a riposare il più possibile. Questo può contribuire ad accelerare il recupero e ridurre il rischio di complicazioni.

Fornire liquidi: Aiutare la persona a mantenere l'idratazione fornendo liquidi come acqua, succhi di frutta e brodi chiari.

Questo può aiutare a prevenire la disidratazione e lenire un mal di gola.

Usare farmaci da banco: Dare alla persona farmaci da banco come acetaminofene o ibuprofene per ridurre la febbre e alleviare il dolore.

Usare un umidificatore: Usare un umidificatore per aggiungere umidità all'aria, cosa che può aiutare ad alleviare la congestione e lenire un mal di gola.

Mantenere la persona comoda: Mantenere la persona comoda fornendo una coperta calda e mantenendo la temperatura della stanza confortevole.

Monitorare i segni vitali: Continuare a monitorare i segni vitali della persona come la temperatura, il polso e la respirazione.

Cercare assistenza medica: Se i sintomi della persona peggiorano o se sono a rischio di complicazioni, cercare assistenza medica.

Prevenire la diffusione dell'infezione: Per prevenire la diffusione dell'infezione, assicurarsi che la persona copra la bocca e il naso quando tossisce o starnutisce e lavare le mani frequentemente.

È importante notare che se la persona ha difficoltà a respirare, dolore o pressione al petto, forte mal di testa, rigidità del collo o una eruzione cutanea, o è confusa o inconscia, chiamare immediatamente i servizi medici di emergenza.

Inoltre, è importante praticare una buona igiene, riposare abbastanza, e mantenere la salute mangiando una dieta equilibrata e facendo regolare esercizio fisico.

Quando Cercare Assistenza Medica

E 'importante cercare assistenza medica quando una persona presenta sintomi gravi, persistenti o insoliti, o quando le condizioni della persona peggiorano o non migliorano con la cura personale o farmaci da banco. È inoltre importante cercare assistenza medica se la persona ha una patologia preesistente, è incinta, anziana o ha un sistema immunitario debole.

Ecco alcuni segni che indicano che una situazione è seria e richiede assistenza medica professionale:

- **Difficoltà** a respirare, dolore o pressione al petto

- **Forti** mal di testa, rigidità del collo o eruzione cutanea

- **Confusione** o incoscienza

- **Dolori** addominali gravi, vomito o diarrea

- **Dolore**, gonfiore o sanguinamento improvviso o grave

- **Febbre** alta o febbre che dura più di qualche giorno

- **Tosse** persistente o grave, congestione del torace o difficoltà respiratorie

- **Vomito** persistente o grave, o difficoltà a mantenere i liquidi nello stomaco

- **Diarrea** persistente o grave, o sangue nelle feci

- **Reazioni** allergiche improvvise o gravi

- **Segni** di infezione come arrossamento, gonfiore, calore o pus

- **Affaticamento**, debolezza o vertigini persistenti o gravi

- **Ansia**, depressione o altro disagio emotivo persistente o grave

È importante notare che se la persona ha difficoltà a respirare, dolore o pressione al petto, forte mal di testa, rigidità del collo o una eruzione cutanea, o è confusa o inconscia, chiamare immediatamente i servizi di emergenza. È inoltre importante sapere quando una situazione è seria e richiede attenzione medica professionale poiché ciò può prevenire ulteriori danni al corpo e contribuire a garantire un trattamento tempestivo ed efficace.

Suggerimenti per Prevenire Le Malattie E Le Lesioni Comuni

Ecco alcuni consigli per prevenire le malattie e le lesioni più comuni:

Lavarsi le mani regolarmente: Lavarsi le mani con acqua e sapone è uno dei modi più efficaci per prevenire la diffusione di germi e infezioni.

Praticare una buona igiene: Praticare buone abitudini igieniche, come tenere le mani lontane dal viso, evitare il contatto ravvicinato con le persone malate e coprire bocca e naso quando si tossisce o starnutisce.

Dormire a sufficienza: Dormire a sufficienza è importante per mantenere un sistema immunitario sano e ridurre il rischio di malattie e infortuni.

Fare regolarmente esercizio fisico: L'esercizio fisico regolare può aiutare a potenziare il sistema immunitario, migliorare la salute generale e ridurre il rischio di infortuni.

Seguire una dieta equilibrata: Seguire una dieta equilibrata ricca di frutta, verdura e cereali integrali può aiutare a mantenere un sistema immunitario sano e ridurre il rischio di malattie e infortuni.

Evitare il fumo e l'assunzione eccessiva di alcol: Fumare e l'assunzione eccessiva di alcol possono aumentare il rischio di malattie e infortuni.

Farsi vaccinare: Farsi vaccinare può aiutare a proteggere da una varietà di malattie gravi e talvolta letali.

Tenere un kit di primo soccorso: Tenere un kit di primo soccorso a casa e sapere come usarlo in caso di emergenza.

Indossare abbigliamento protettivo adeguato: Quando si praticano attività come lo sport o il ciclismo, indossare l'abbigliamento protettivo adeguato per ridurre il rischio di infortuni.

Essere consapevoli dell'ambiente circostante: Essere consapevoli dell'ambiente circostante e prendere misure per ridurre il rischio di incidenti e infortuni, come mantenere i marciapiedi liberi da ostacoli e mantenere correttamente attrezzature.

È anche importante riconoscere i primi segni di malattie e lesioni e cercare assistenza medica quando necessario. Seguendo questi consigli, è possibile ridurre il rischio di malattie e lesioni comuni e migliorare la propria salute e benessere generale.

Come Prepararsi per Un'Emergenza

La preparazione per le emergenze può aiutare ad assicurarsi di essere in grado di rispondere rapidamente ed efficacemente in caso di emergenza. Ecco alcuni passi da seguire per prepararsi alle emergenze:

Crea un piano di emergenza: Sviluppa un piano di emergenza con la tua famiglia che includa un luogo di incontro designato, informazioni di contatto per le emergenze e percorsi di evacuazione.

Assembla un kit di emergenza: Prepara un kit di emergenza che includa oggetti come cibo, acqua, forniture di primo soccorso, una torcia elettrica e una radio a batteria.

Resta informato: Resta informato sulle possibili emergenze ascoltando le notizie locali e le previsioni meteorologiche, e iscrivendoti a avvisi e notifiche locali.

Impara il primo soccorso e la RCP: Impara il primo soccorso e la RCP in modo da poter fornire assistenza medica immediata in caso di emergenza.

Identifica i servizi di emergenza: Individua i servizi di emergenza nella tua zona, come la polizia, il corpo dei vigili del fuoco e l'ospedale locale, e assicurati di conoscere il numero di telefono per i servizi di emergenza.

Familiarizza con le vie di evacuazione di emergenza: Familiarizza con le vie di evacuazione di emergenza e assicurati di sapere come raggiungere un luogo sicuro in caso di emergenza.

Tieni i documenti importanti in un luogo sicuro: Conserva i documenti importanti come l'identificazione, le polizze assicurative e le informazioni di contatto per le emergenze in un luogo sicuro dove possono essere facilmente recuperati in caso di emergenza.

Esercita il tuo piano di emergenza: Pratica regolarmente il tuo piano di emergenza in modo che tu e la tua famiglia siate pronti a rispondere in modo rapido ed efficace in caso di emergenza.

Avere un piano di comunicazione: Avere un piano di comunicazione in caso di emergenza, in modo da poter verificare le condizioni dei tuoi cari e far sapere loro che sei al sicuro.

In questo modo, potrai essere più preparato per le emergenze e aumentare le tue possibilità di restare al sicuro in caso di emergenza. È anche importante essere consapevoli delle possibili emergenze che potrebbero verificarsi nella tua zona, come disastri naturali, interruzioni di corrente, e aggiornare regolarmente il tuo piano di emergenza e il kit di emergenza.

Elenco Di Base Dei Kit Di Pronto Soccorso

Ecco una lista di base di forniture di pronto soccorso che può essere usata come guida per assemblare un kit di pronto soccorso:

Fasciature adesive: Varie misure di fasciature adesive per coprire tagli e abrasioni.

Disinfettanti: Per pulire le ferite e prevenire le infezioni.

Pomata antibiotica: per prevenire l'infezione in tagli, abrasioni e bruciature minori.

Pinzette: per rimuovere schegge e altri corpi estranei dalla pelle.

Forbici: per tagliare garze, nastro adesivo e vestiti.

Guanti monouso: per proteggere te stesso e gli altri dai patogeni trasmissibili dal sangue.

Maschera per il RCP: per proteggerti durante la RCP.

Borsa di ghiaccio istantaneo: per ridurre gonfiore e dolore da distorsioni e stiramenti.

Termometro digitale: per misurare la temperatura corporea.

Antidolorifici: come ibuprofene o acetaminofene per dolori lievi.

Benda elastica: per fornire supporto e compressione a distorsioni e stiramenti.

Garze sterili e nastro adesivo: per coprire e proteggere le ferite.

Stecca: per immobilizzare fratture e lussazioni.

Torcia: per fornire luce in caso di blackout o scarsa visibilità.

Coperta di emergenza: per mantenere la persona al caldo.

Questa lista è una guida e potrebbe variare a seconda della località e del tipo di attività che si svolge. È importante tenere il kit di pronto soccorso in un luogo comodo, come uno zaino, una borsa o l'auto, e controllare regolarmente il contenuto e sostituire eventuali elementi scaduti o mancanti. È anche importante frequentare un corso di primo soccorso per imparare a usare correttamente gli elementi del kit e sapere come rispondere in caso di emergenza.

Comuni Medicinali E Loro Utilizzi

Ecco una lista di comuni medicinali e dei loro usi:

Acetaminofene (Tylenol): usato per alleviare il dolore e ridurre la febbre.

Ibuprofene (Advil, Motrin): usato per alleviare il dolore, ridurre la febbre e ridurre l'infiammazione.

Aspirina: usata per alleviare il dolore, ridurre la febbre e ridurre l'infiammazione. È anche un fluidificante del sangue.

Difenidramina (Benadryl): usata per alleviare i sintomi delle allergie, come starnuti, naso che cola e prurito agli occhi. Viene anche utilizzata come sonnifero.

Loratadina (Claritin): usata per alleviare i sintomi delle allergie, come starnuti, naso che cola e prurito agli occhi.

Pseudoefedrina (Sudafed): usata per alleviare la congestione nasale causata da raffreddore, influenza e allergie.

Destrometorfano (Robitussin): usato per alleviare la tosse.

Cetirizina (Zyrtec): usata per alleviare i sintomi delle allergie, come starnuti, naso che cola e prurito agli occhi.

Albuterolo (ProAir, Ventolin): usato per aprire le vie respiratorie nei polmoni per facilitare la respirazione delle persone con asma e altre malattie polmonari.

Difenossilato (Lomotil): usato per trattare la diarrea.

Metformina (Glucophage): usata per trattare il diabete di tipo 2.

Insulina: usata per trattare il diabete di tipo 1 e alcuni di tipo 2.

Amoxicillina: un antibiotico usato per trattare le infezioni batteriche.

Prednisone: uno steroide usato per ridurre l'infiammazione e trattare varie condizioni come asma, allergie e alcuni tipi di cancro.

Omeprazolo (Prilosec): un farmaco usato per ridurre l'acidità dello stomaco e trattare condizioni come il reflusso acido e le ulcere.

È importante notare che questa lista non è esaustiva e che i farmaci dovrebbero essere assunti solo sotto la guida di un professionista sanitario. Inoltre, è importante leggere l'etichetta e seguire attentamente le istruzioni, e informare il proprio professionista sanitario di qualsiasi altro farmaco o integratore che si sta assumendo.

Medicine Alternative

Ci sono molti rimedi alternativi che richiedono conoscenze approfondite per poterli praticare in modo sicuro ed efficace. Talmente tante conoscenze che è necessario un libro aggiuntivo per spiegarle. Detto ciò, immagina di essere bloccato nella foresta per sessanta giorni. Sarebbe utile sapere quali piante circostanti potrebbero fornirti le risorse di cui hai bisogno, senza avere accesso a farmaci.

Considerando questa ipotesi, è comunque molto importante ricordare che questa è solo una lista di piante utili. Non sostituisce il pronto soccorso. È necessario uno studio aggiuntivo per implementare ed utilizzare queste piante in modo sicuro ed efficace.

Aloe vera: Utilizzato per trattare ustioni, irritazioni della pelle e tagli.

Calendula: Utilizzato per trattare irritazioni della pelle, tagli e contusioni.

Echinacea: Utilizzato per potenziare il sistema immunitario e combattere le infezioni.

Aglio: Utilizzato per le sue proprietà antibatteriche e antivirali.

Zenzero: Utilizzato per trattare problemi digestivi e nausea.

Melissa: Utilizzato per trattare ansia, insonnia e problemi digestivi.

Ortica: Utilizzata per trattare allergie, artrite e infiammazione.

Menta: Utilizzata per trattare problemi digestivi, mal di testa e nausea.

Rosmarino: Utilizzato per trattare mal di testa, indigestione e dolore articolare.

Timo: Utilizzato per trattare tosse, mal di gola e infezioni respiratorie.

Curcuma: Usata per trattare infiammazioni e problemi digestivi.

Valeriana: Usata per trattare ansia, insonnia e disturbi del sistema nervoso.

Acqua di Hamamelis: Usata per trattare irritazioni della pelle, punture di insetti e contusioni.

Rumex: Usata per trattare patologie cutanee e problemi digestivi.

Corteccia di salice: Usata per trattare dolore, febbre e infiammazioni.

Echinacea: Usata per stimolare il sistema immunitario e alleviare sintomi di raffreddore e influenza.

Achillea: Usata per fermare il sanguinamento e promuovere la guarigione delle ferite.

Piantaggine: Usata come antinfiammatorio per alleviare punture di insetti, morsi e irritazioni cutanee.

Arnica: Usata per ridurre il dolore e l'infiammazione associati a contusioni, distorsioni e dolori muscolari.

Idraste: Usata come antimicrobico e antinfiammatorio per trattare infezioni e alleviare mal di gola.

Comfrey: Usato per promuovere la guarigione di tagli, lividi e distorsioni.

Erba di San Giovanni: Usato come antidepressivo e per alleviare il dolore nervoso.

Camomilla: Usata come rilassante e per alleviare l'ansia, l'insonnia e i disturbi di stomaco.

Liquirizia: Usata per lenire mal di gola e problemi digestivi.

Eucalipto: Usato come espettorante per alleviare la congestione e la tosse.

Salvia: Usata per lenire mal di gola, ridurre la sudorazione e migliorare la digestione.

Lavanda: Usata come rilassante, per alleviare mal di testa e insonnia, e per lenire irritazioni cutanee.

Erba gatta: Usata come rilassante e per lenire problemi di stomaco.

Verbascum: Usato come espettorante per alleviare tosse e congestione.

Cimicifuga: Usato per alleviare i crampi mestruali e i sintomi della menopausa.

Cardo mariano: Usato per supportare la funzione epatica e per disintossicare il corpo.

Trifoglio rosso: Usato per supportare la salute generale e come fluidificante del sangue.

Artiglio del diavolo: Usato come antinfiammatorio per alleviare dolori articolari e muscolari.

Radice di malva: Usata per lenire mal di gola e problemi digestivi.

Passiflora: Usata come rilassante per alleviare ansia e insonnia.

Serenoa repens: Usata per supportare la salute della prostata e per alleviare i sintomi del tratto urinario.

Radice di tarassaco: Usata come diuretico per supportare la funzione renale e disintossicare il corpo.

Marrubio: Usato come fluidificante delle secrezioni per alleviare tosse e congestione.

È importante ricordare che l'uso di medicine alternative tramite piante richiede uno studio e un'indagine extra sulla loro efficacia. Si prega di consultare sempre un esperto medico per prendere decisioni importanti sulla vostra salute e sicurezza.

Informazioni Sull'Autore

Antonio è un padre di due figli che ama molto. Lavora nel campo dell'educazione da quasi venticinque anni, principalmente con studenti di età compresa tra i 5 e i 21 anni. Crede che l'istruzione di base in materia di primo soccorso sia la chiave per salvare più vite in tutto il mondo. Il semplice fatto di sapere cosa fare in caso di emergenza potrebbe fare tutta la differenza per la vita di qualcuno che si ama molto. Spera che un giorno ogni ospedale e scuola distribuirà questo manuale ad ogni paziente o studente, solo così avranno le basi per sostenere o possibilmente salvare la vita di un altro. L'educazione è veramente lo strumento

più potente che abbiamo per trasformare il
futuro.

Disconoscimento Legale

I manuali tradotti prodotti utilizzando il software open AI sono forniti solo a scopo informativo. L'autore di questi manuali non fornisce alcuna rappresentazione o garanzia di alcun tipo, espressa o implicita, riguardo all'accuratezza, affidabilità, completezza o idoneità delle traduzioni generate dal software open AI.

L'autore non assume alcuna responsabilità per eventuali errori o omissioni nei manuali tradotti o per qualsiasi interpretazione errata del testo tradotto. L'uso dei manuali tradotti e la dipendenza dal loro contenuto è esclusivamente a rischio dell'utente.

In nessun caso l'autore sarà responsabile per eventuali danni, compresi, a titolo esemplificativo e non esaustivo, danni diretti o indiretti, speciali, incidentali, o conseguenti, perdite o spese derivanti dall'uso dei manuali tradotti o dall'impossibilità di usarli o per eventuali errori o omissioni nel loro contenuto.

Questo manuale è stato realizzato in collaborazione tra l'autore e una piattaforma di intelligenza artificiale open source, con l'unico scopo di cercare di salvare più vite, istruendo chiunque prenda in mano questo manuale su come agire in situazioni di emergenza, se mai richiesto.

Prima Edizione: 2023
ISBN: 9798385846979

Avviso Legale: questo libro viene venduto con la comprensione che l'editore non svolga attività di consulenza legale, contabile o altri servizi professionali. Se è necessario un consiglio legale o altra assistenza esperta, è necessario ricorrere ai servizi di un professionista competente. Le informazioni contenute in questo libro sono fornite senza alcuna rappresentazione o garanzia, espressa o implicita. L'autore e l'editore non saranno responsabili per eventuali danni derivanti dall'uso di questo libro.

Commenti Sul Contenuto: Inviare tutti i commenti a **www.handbooksforhumanity.com**

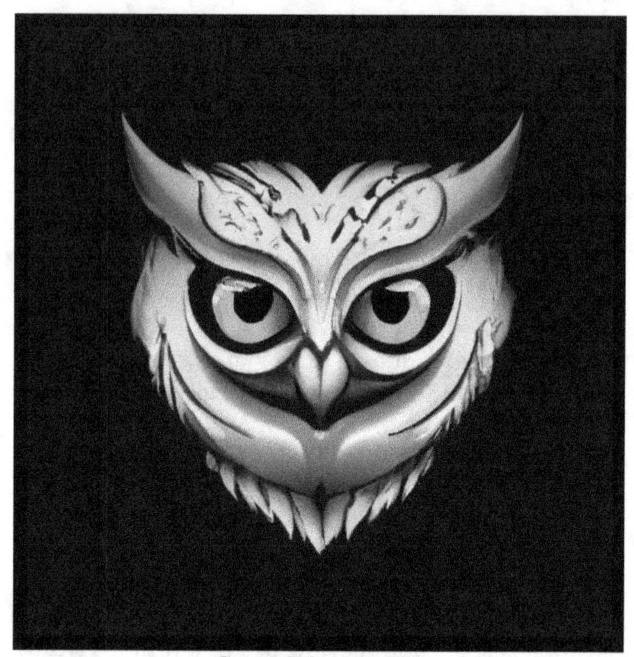